AF316956

A. PIGNONI D. M. P.

MÉMOIRE

SUR

LA LITHOCLYSMIE

NOUVELLE OPÉRATION CHIRURGICALE

AYANT POUR OBJET

LA DISSOLUTION INTRA-VÉSICALE DE LA PIERRE

PARIS

ADRIEN DELAHAYE, LIBRAIRE-ÉDITEUR

PLACE DE L'ÉCOLE-DE-MÉDECINE

1873

MÉMOIRE

SUR

LA LITHOCLYSMIE

NOUVELLE OPÉRATION CHIRURGICALE

Ayant pour objet la dissolution intra-vésicale
de la Pierre

A. PIGNONI D. M. P.

MÉMOIRE

SUR

LA LITHOCLYSMIE

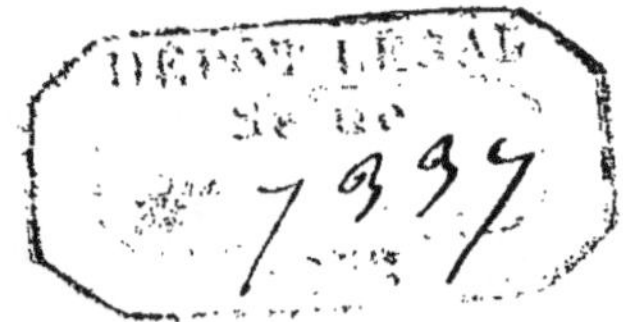

NOUVELLE OPÉRATION CHIRURGICALE

AYANT POUR OBJET

LA DISSOLUTION INTRA-VÉSICALE DE LA PIERRE

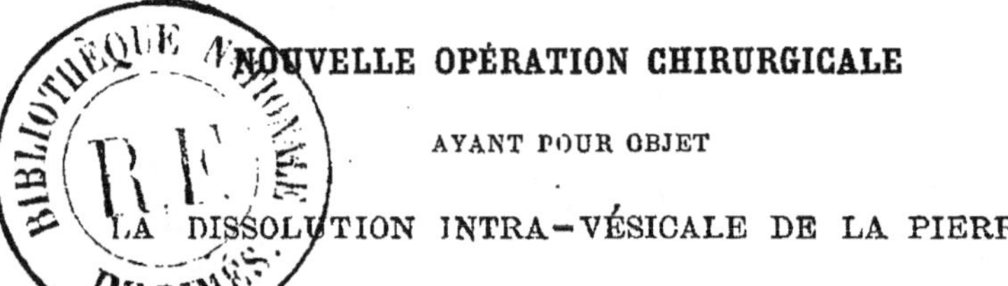

PARIS

ADRIEN DELAHAYE, LIBRAIRE-ÉDITEUR

PLACE DE L'ÉCOLE-DE-MÉDECINE

1873

MÉMOIRE

SUR

LA LITHOCLYSMIE

Une poche en caoutchouc ou en baudruche, convenablement enduite de cette substance, n'est nullement altérée par la présence dans son intérieur de liquides corrosifs assez concentrés pour opérer la désagrégation des calculs urinaires les plus insolubles.

Pour délivrer un calculeux de la pierre, il s'agit donc d'introduire dans sa vessie une poche semblable , d'isoler le corps étranger dans cette poche, de ramener l'ouverture de la même poche au dehors et de faire passer par cette ouverture un double courant de la liqueur corrosive indiquée par la nature du calcul.

Tous les calculs vésicaux sont rapidement attaqués ou par la potasse caustique, en solution concentrée (1), ou par l'acide chlorhydrique fumant (2) ou par l'acide azotique (3). De ces trois dissolvants, complémentaires dans l'espèce, les deux premiers *n'ont aucune action* sur le caoutchouc. L'acide azotique *anhydre* le décomposerait ; mais son degré de concentration peut être porté impunément au delà de ce qui est nécessaire pour les besoins de la lithoclysmie (4).

---

(1) Calculs d'acide urique et d'urate d'ammoniaque (très-communs). .

(2) Calculs de phosphate ammoniaco-magnésien (moins fréquents).

(3) Calculs de phosphate de chaux et de phosphate ammoniaco-magnésien, dits *mûraux* (les plus rares).

(4) On pourrait l'employer *pur* en se servant d'une

L'appareil que j'ai imaginé pour cette opération se compose en premier lieu d'une sonde-gaîne métallique et d'un sac isolant en caoutchouc.

Ma sonde-gaîne, droite ou courbe, ordinaire ou d'Amussat, est une sonde uréthrale dont le bout vésical a été retranché et remplacé par un obturateur olivaire extensible, — renflement terminal d'un mandrin qu'il suffit de retirer pour transformer ladite sonde en une canule.

Mon sac isolant n'est autre chose qu'une imitation, un peu grossie à la vérité, de ces fourreaux préservatifs assez connus qui se débitent renfermés dans une coquille de noisette.— Emmanchée, à peu près comme un filet à papillons, d'une tige d'acier terminée par un cerceau flexible, brisé, élastique, cette pièce essentielle de mon appareil est façonnée et calculée

poche isolante en *baudruche caoutchoutée*, recouverte d'une pellicule d'or appliquée à l'aide d'un mordant ou déposée à sa surface par des moyens galvano-plastiques.

de manière à pouvoir traverser facilement le calibre de la sonde-gaine destinée à lui servir de conducteur.

Mon procédé opératoire est le suivant :

Dans la vessie préalablement distendue par une injection émolliente, on introduit la sonde-gaine fermée comme pour l'opération du cathétérisme. Quand son *bec* a franchi le col vésical, on substitue au mandrin-obturateur la poche isolante, en déprimant son cerceau entre deux doigts et en le plongeant dans la sonde-gaine jusqu'à ce qu'il ait pénétré dans la vessie et s'y soit ouvert en se détendant. Alors on cherche le calcul et on le saisit comme avec une cuiller dans un pli transversal de la poche isolante qu'on avait engagé d'abord dans le cerceau et qui fait godet actuellement dans la vessie.

Ce résultat obtenu, on pousse dans la vessie toute la partie du sac isolant qui était restée dans la sonde-gaine et en deçà ; puis, tirant à soi la garniture métallique de ce sac, on la retranche et on la remplace, si on veut, par un fil de sûreté; après quoi on débarrasse l'urèthre de la sonde-gaine. Et on peut terminer la première partie de la séance en renversant l'excédant de la poche isolante sur le pénis, de manière à l'abriter dans une espèce de capuchon.

Pour opérer la désagrégation du calcul, je fais usage d'une sonde à double courant en argent ou en caoutchouc et d'un entonnoir de même composition contenant, dans deux compartiments séparés, un demi-litre d'eau et quelques grammes d'un des trois dissolvants susnommés, c'est-à-dire ou de potasse caustique en solution concentrée, ou d'acide chlorydrique fumant, ou d'acide azotique légèrement étendu.

A l'endroit de sa longueur correspondant au pavillon des cathéters ordinaires, ma sonde à double courant est divisée en deux branches dont la plus courte, celle d'entrée ou d'injection, peut être reliée aux deux compartiments de mon entonnoir multiple moyennant un long tube de caoutchouc divisé lui aussi en deux branches. Chacune de ces dernières est embrassée par un anneau à vis de pression qui permet d'aplatir, d'oblitérer à volonté son calibre. Enfin, — suspendu par une poulie ou fixé à un montant vertical à coulisse, mon entonnoir multiple peut être changé de hauteur, pour régler l'écoulement des liquides et en renverser au besoin la direction.

Une fois la sonde à double courant introduite dans le sac isolant et la communication établie entre ces deux pièces et l'entonnoir, celui des liquides qu'on veut faire agir sur le calcul entre par son propre poids dans la poche de caoutchouc pour en sortir avec des propriétés physiques et chimiques qui sont restées les mêmes ou qui ont changé. On éclaircit cette question en comparant le dissolvant de retour avec le même liquide tel qu'il se trouve dans l'entonnoir ; on s'aide pour cela de réactifs s'il le faut. Et, quel que soit le résultat de cet examen, voici la marche indiquée pour achever méthodiquement l'opération :

1° Quand le liquide actuellement employé ne change pas de composition, n'agit pas, on essaie d'un autre dissolvant qu'on remplace de même s'il se comporte comme le précédent ;

2° On alimente le courant du dissolvant qui travaille jusqu'à ce que l'opération soit finie, ou qu'il faille changer une ou plusieurs fois de liquide, si on a affaire à un calcul composite ou stratifié.

Bien que nos trois dissolvants n'attaquent pas chimiquement le caoutchouc, leur action sur certains calculs peut donner lieu à un développement de gaz ou à un fort surcroît de température. Pour prévenir un trop grand échauffement de la poche isolante, il suffit d'y laisser entrer un peu d'eau au commencement et de ne donner aux dissolvants que le volume, la vitesse et le degré de concentration nécessaires pour que l'opération ne traîne pas en longueur.

D'ailleurs, comme le caoutchouc ne fond qu'à une température supérieure à celle de l'eau bouillante (à 120° centigrades environ), une sensation exagérée de chaleur éprouvée par le malade avertirait l'opérateur, et la communication avec la réserve d'eau serait établie avant que la possibilité d'un accident fut prochaine.

Durant cette dernière partie de la séance, un courant d'air traversant le sac isolant absorbera beaucoup de calorique et produira un remous favorable à l'activité des dissolvants. Ce double avantage vaut la peine qu'on ajoute une troisième branche de division (munie d'une poire élastique de pulvérisateur) au tube de caoutchouc qui fait communiquer la poche isolante avec l'entonnoir. Et si la poche isolante avait besoin d'être refroidie et en même temps soutenue *à revers*, on fabriquerait bien sans doute pour la lithoclysmie un sac de caoutchouc et deux sondes à double courant, assez minces pour pouvoir être contenus ensemble dans le canal de l'urèthre, — si complaisant pour les instruments lithotriteurs !

Je passe sur l'éventualité d'une production de gaz dans le sac isolant. On comprend que le conduit de retour de la sonde à double courant pourra toujours fonctionner et comme tuyau de décharge et comme tube de sûreté. Le chlore gazeux n'altère pas le caoutchouc. A cause de l'affinité du soufre, pour le phosphore contenu dans certains calculs, il est bon que le sac isolant ne soit pas volcanisé.

L'électricité est un puissant moyen de décomposition. En isolant deux fils de platine dans la substance de ma sonde à double courant, il serait facile d'ajouter à l'action des dissolvants celle d'un courant électrique, — déjà proposé avec des *injections vésicales* nécessairement pas assez caustiques.

On lit dans un ouvrage classique des plus

hautement appréciés : « Il est évident qu'en injectant dans la vessie un liquide capable d'agir chimiquement sur les calculs, on peut espérer de les voir se dissoudre ou se désagréger. Mais que de temps ! que d'incertitude ! que de dangers ! Que de temps ? Il ne faut pas, en effet, compter sur une action rapide, car on est contraint d'injecter des liquides extrêmement étendus. On sait que des agents chimiques un peu concentrés agiraient en même temps sur la vessie de la manière la plus fâcheuse. Que d'incertitude ? car on ne peut se dissimuler les chances d'erreur, quand les calculs sont formés de plusieurs couches de composition différente. Que de dangers ? les recherches nécessaires pour déterminer la composition de la pierre, les tentatives répétées de cathétérisme, le séjour d'une sonde dans la vessie, sont des conditions fâcheuses qui compromettent à chaque instant cette méthode (1). »

---

(1) Nélaton, *Élém. de pathologie chirurgicale*, t. V.

Mon opération n'est sujette à aucune de ces objections dont plusieurs regarderaient plutôt la lithotritie.

En cas d'empêchement, pour cause de maladie de l'urèthre ou de la prostate, plus avantageusement que la taille et la lithotritie, la lithoclysmie peut être pratiquée par le périnée, par le rectum ou par la voie sus-pubienne, en employant, au lieu de ma sonde-gaîne, un fort trocart à ponction.

A. P.

À bord de l'hôpital flottant la Cordelière au Gabon
(Côtes occidentales d'Afrique.)

Mai 1873.

Paris. A. PARENT, imprimeur de la Faculté de Médecine, rue Mr-le-Prince, 31.

LIBRAIRIE ADRIEN DELAHAYE.

Leçons sur le strabisme, les paralysies oculaires, le nystagmus, le blépharospasme, professées par F. PANAS, chirurgien de l'hôpital Lariboisière, professeur agrégé à la Faculté de médecine de Paris, chargé du cours complémentaire d'ophthalmologie, membre de la Société de chirurgie, etc., rédigées et publiées par G. LOREY, interne des hôpitaux de Paris, revues par le professeur, avec 10 figures dans le texte. 1 vol. in-8. 5 fr.

Hystérotomie de l'ablation partielle ou totale de l'utérus par la gastrotomie. Etude sur les tumeurs qui peuvent nécessiter cette opération, par J. PÉAN, chirurgien des hôpitaux de Paris, et L. URDY, interne des hôpitaux de Paris. 1 vol. in-8 avec 25 figures dans le texte et 4 planches. 6 fr.

La syphilis dans ses rapports avec le mariage, par le docteur Edmond LANGLEBERT. 1 vol. in-12. 3 fr. 50

Leçons d'hygiène, contenant les matières du programe officiel adopté par le Ministère de l'instruction publique pour les Lyéées et les Ecoles normales, par le docteur RIANT, médecin de l'Ecole normale du département de la Seine. 1 vol. in-12. 6 fr.

Traité élémentaire de chirurgie, avec figures intercalées dans le texte, par le docteur FANO, professeur agrégé à la Faculté de médecine de Paris. 2 forts vol. in-8. Ouvrage complet. 28 fr.

Traité de pathologie interne, par S. JACCOUD, professeur agrégé à la Faculté de médecine de Paris, etc. 3e édition; revue et augmentée. 2 forts vol. in-8, avec figures et planches. Ouvrage complet. 25 fr.

Traité élémentaire d'histologie, par J. A. FORT, professeur libre d'anatomie à l'Ecole pratique; 2e édition, entièrement refondue. 1 beau vol. in-8 de plus de 700 pages, avec 500 figures intercalées dans le texte. Prix de l'ouvrage complet. 14 fr.

Traité clinique des maladies aiguës des organes respiratoires, par E. J. COILLEZ, médecin de l'hôpital Lariboisière. 1 vol. in-8, accompagné de 93 figures dans le texte et de 8 planches coloriées; le volume cartonné. 14 fr.

Traité des fractures non consolidées, ou pseudarthroses, par le docteur BERENGER-FÉRAUD. 1 vol. in-8 avec figures dans le texte. 10 fr.

Traité des maladies de l'estomac, de M. BRINTON, traduit par le docteur RIANT, précédé d'une Introduction par le professeur LASÈGUE. 1 vol. in-8 avec figures dans le texte; le vol. cart. en toile. 7 fr.

Traité des maladies de l'oreille, par A. DE TROELTSCH, professeur à la Faculté de médecine de Würzbourg, traduit par les docteurs KUHN et LÉVI. 1 vol. in-8 avec figures; le vol. cart. en toile. 8 fr. 50

Traité clinique et pratique des maladies puerpérales suites de couches, par le docteur HERVIEUX, médecin de la Maternité de Paris. 1 fort vol. in-8 avec figures dans le texte; le vol. cart. en toile. 16 fr.

Physiologie du système nerveux cérébro-spinal, d'après l'analyse physiologique des mouvements de la vie, par le docteur E. FOURNIÉ, médecin adjoint à l'Institut des sourds-muets. 1 fort volume in-8, cart. en toile. 12 fr.

Recherches expérimentales sur le fonctionnement du cerveau, par le docteur E. FOURNIÉ, etc. 1 vol. in-8, avec 4 planches coloriées. 4 fr.

A. PARENT, imprimeur de la Faculté de Médecine, rue M.-le-Prince. 31.